BEI GRIN MACHT SICH IHR WISSEN BEZAHLT

- Wir veröffentlichen Ihre Hausarbeit, Bachelor- und Masterarbeit

- Ihr eigenes eBook und Buch - weltweit in allen wichtigen Shops

- Verdienen Sie an jedem Verkauf

Jetzt bei www.GRIN.com hochladen und kostenlos publizieren

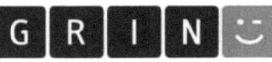

Telekonsultation. Die Lösung für eine zukunftssichere medizinische Versorgung im deutschen Gesundheitswesen?

Tessa Port

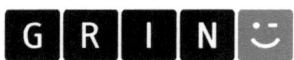

Bibliografische Information der Deutschen Nationalbibliothek:

Die Deutsche Nationalbibliothek verzeichnet diese Publikation in der Deutschen Nationalbibliografie; detaillierte bibliografische Daten sind im Internet über http://dnb.d-nb.de abrufbar.

ISBN: 9783346653505
Dieses Buch ist auch als E-Book erhältlich.

© GRIN Publishing GmbH
Nymphenburger Straße 86
80636 München

Druck und Bindung: Books on Demand GmbH, Norderstedt Germany
Gedruckt auf säurefreiem Papier aus verantwortungsvollen Quellen

Das Buch bei GRIN: https://www.grin.com/document/1225261

Telekonsultation – Die Lösung für eine zukunftssichere medizinische
Versorgung im deutschen Gesundheitswesen?

Projektarbeit

in der Fakultät Wirtschaft

Praxismodul 1

Abgabedatum: 20.04.2020

Inhaltsverzeichnis

Abbildungsverzeichnis

Abkürzungsverzeichnis

BÄK	Bundesärztekammer
BMG	Bundesministerium für Gesundheit
BMV-Ä	Bundesmantelvertrag für Ärzte
BTA	Bayerische Telemedallianz
COPD	chronisch obstruktive Bronchitis
DÄT	Deutscher Ärztetag
DGTelemed	Deutsche Gesellschaft für Telemedizin e. V.
eAU	elektronische Arbeitsunfähigkeitsbescheinigung
EBM	einheitlicher Bewertungsmaßstab
EKG	Elektrokardiogramm
eRezept	elektronisches Rezept
GOÄ	Gebührenordnung für Ärzte
GSAV	Gesetz für mehr Sicherheit in der Arzneimittelversorgung
ICT	information an communications technology
IKS	Informations- und Kommunikationstechnologien
KBV	Kassenärztliche Bundesvereinigung
LÄK	Landesärztekammer
LBO	Landesberufsordnung
MBO-Ä	(Muster-)Berufsordnung für die in Deutschland tätigen Ärztinnen und Ärzte
pwc	PricewaterhauseCoopers International
vgl	Vergleich
WHO	Weltgesundheitsorganisation

1 Einleitung

Das deutsche Gesundheitswesen steht seit Jahren zahlreichen Problemen und Veränderungen gegenüber. In Zeiten des demographischen Wandels und boomenden Gesundheitskosten steigen die Anforderungen an das System. Als besonders bedrohlich gilt der (Fach-)Ärztemangel und infolgedessen die Sicherung der hausärztlichen Versorgung in ländlichen Regionen bundesweit, wie Abbildung 1 visualisiert. Sie zeigt die Arztdichte in Deutschland indem die Einwohnerzahl je Arzt dargestellt wird. Durchschnittlich hat jeder Arzt circa 208 Einwohner zu betreuen. Zusätzlich wachsen die medizinischen und gesellschaftlichen Anforderungen an die Versorgungsqualität. Im Vordergrund steht die zukünftige Bevölkerungsentwicklung. Zu verzeichnen sind Zunahmen an chronischen Erkrankungen und Multimorbidität. Dabei stellt die Gesundheit einen der elementarsten Werte der Gesellschaft dar. Die Menschheit strebt nach einer ganzheitlichen

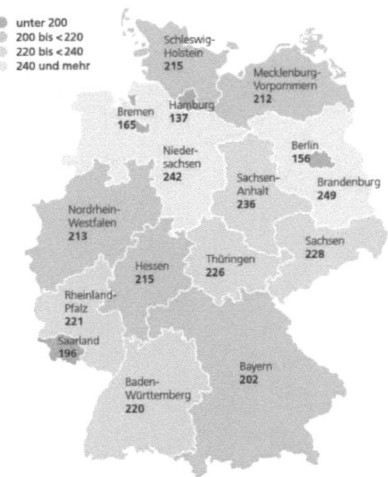

Abbildung 1: Ärztemangel auf dem Land (Stiftung Gesundheitswissen 2018)

medizinischen Versorgung um eine möglichst hohe Lebensqualität zu garantieren. Um diesen Herausforderungen zukünftig bedarfsgerecht zu begegnen und um die Qualität und Effektivität der medizinischen Versorgung weiterhin zu gewährleisten, ist es erforderlich, vorhandene Versorgungsstrukturen auszubauen und neue Möglichkeiten zu schaffen. Der Telekonsultation stellt eine Potenzialität dar. Die vorliegende Projektarbeit untersucht die Frage, ob die Telekonsultation die Lösung für eine zukunftssichere Versorgung im deutschen Gesundheitswesen ist (vgl. Gerlinger 2018).

Um einen gesamten Überblick über das Themengebiet Telemedizin zu erhalten, erläutert Kapitel 2 begriffliche Einordnungen und Grundlagen. Das Kapitel definiert die Begriffe eHealth, Telematik, Telemedizin und Telekonsultation und zeigt das Spielfeld und die historische Entwicklung der Telemedizin auf.

Das dritte Kapitel beleuchtet die gesetzlichen Rahmenbedingungen der Telemedizin. Bezug wird auf das Fernbehandlungsverbot der (Muster-)Berufsordnung für die in Deutschland tätigen Ärztinnen und Ärzte genommen.

Kapitel 4 widmet sich der Telekonsultation. Durch eine Definition und Klassifizierung der Begriffe Telemonitoring, Telecoaching, Telediagnostik und Teletherapie wird das weitreichende Spektrum der Telekonsultation erläutert.

Im fünften Kapitel werden Chancen und Risiken der Telekonsultation analysiert und in unterschiedliche Wirkungsbereiche eingegliedert.

2. Begriffliche Einordnung & Grundlagen der Telemedizin

Das folgende Kapitel dient dazu, die Begriffe eHealth, Telematik, Telemedizin und Telekonsultation voneinander abzugrenzen. Geschuldet ist dies dem Fehlen einer eindeutigen Begriffsbestimmung und der häufig synonymen Verwendung der gesamten Themengebiete. Um dieser Problematik entgegenzuwirken, werden die oben genannten Bereiche anhand von Abbildung 2 kurz definiert. Des Weiteren werden die Grundlagen der Telemedizin erläutert, um die Telekonsultation thematisch einzuordnen.

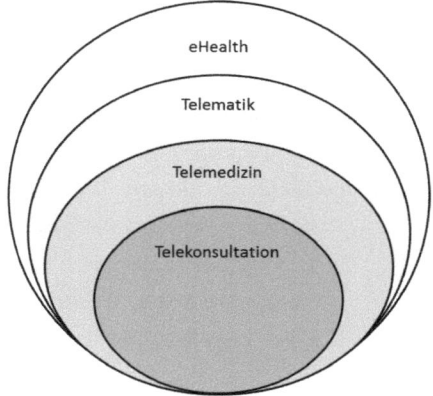

Abbildung 2: Einordnung der Begriffe eHealth, Telematik, Telemedizin und Telekonsultation (eigene Darstellung nach Szecsenyi et al. 2018, S. 8)

2.1 Begriffsabgrenzung

Folgend kurze Begriffsdefinitionen:

2.1.1 eHealth

Im Rahmen dieser Projektarbeit wird die Schreibweise „eHealth" vereinheitlicht verwendet. Der Begriff eHealth, auch „electronic Health" genannt, ist nach der Weltgesundheitsorganisation (WHO) wie folgt definiert: „E-health involves a broad group of activities that use electronic means to deliver health-related information, resources and services: it is the use of information and communication (ICT) for health" (WHO 2020). Unter eHealth wird die Verwendung von Informations- und Kommunikationstechnologien (IKT) für die Übertragung von gesundheitsbezogenen Daten bei Hilfsmitteln und Dienstleistungen im Gesundheitswesen verstanden. Im Vordergrund stehen hierbei die Behandlung und Betreuung von Patienten. Der Begriff wird um verschiedene Anwendungsbereiche erweitert. Beispielhaft werden die Forschung, Bildung, Krankheitsverfolgung und die Überwachung des Gesundheitswesens genannt (vgl. Lux, 2017). Laut dem

Bundesministerium für Gesundheit (BMG) handelt es sich bei eHealth um ein Hyperonym für eine große Anzahl an IKT-unterstützten Applikationen.

Diese Anwendungen stärken die elektronische Informationsverarbeitung, sichern den Datenaustausch und vereinfachen Behandlungs- und Betreuungsprozesse (vgl. BMG 2020).

eHealth stellt eine wichtige Komponente im Datenaustausch dar und ist ein elementarer Bestandteil in der Systemvernetzung und der qualitativen Steigerung der Patientenversorgung.

2.1.2 Telematik

Das Wort Telematik ist eine Kombination aus den Begriffen „Telekommunikation" und „Informatik". Die Telematik beschreibt die Vernetzung von IT-Systemen, sodass verschiedene Datenquellen miteinander verknüpft werden können. Dabei vernetzt die Telematikinfrastruktur die Akteure im deutschen Gesundheitswesen, um einen systemübergreifenden und sicheren Datenaustausch raum- und zeitunabhängig gewährleisten zu können. Die Telematik spielt im Gesundheitswesen eine übergeordnete Rolle, da eine dezentrale Datenlagerung durch sektorenübergreifende Behandlungsarten- und Wege elementar für eine ganzheitliche Versorgung ist. Ein weiterer Anwendungsbereich der Telematik ist die Aus-, Fort- und Weiterbildung mit Hilfe von IKS (vgl. gematik 2020).

2.1.3 Telemedizin

Die Telemedizin wird den Oberbegriffen eHeahlt und Telematik untergeordnet. Im Vordergrund steht die medizinische Patientenversorgung durch spezifische Versorgungsprogramme. Diese Programme dienen der Überbrückung von räumlichen und zeitlichen Distanzen (vgl. Szecsenyi et al. 2018). Die Grundlagen der Telemedizin werden in Kapitel 2.2 näher erläutert.

2.1.4 Telekonsultation

Bei der Telekonsultation steht die Kommunikation und der Austausch von medizinischen Daten zwischen Patient und Arzt sowie zwischen verschiedenen medizinischen Leistungserbringern im Vordergrund (vgl. Schönenberger et al. 2002). Detailliertere Informationen sind in Kapitel 4 zu finden.

2.2 Grundlagen der Telemedizin

2.2.1 Definitionen

Zu dem Begriff Telemedizin existieren viele unterschiedliche Definitionen:

> „Telemedizin ist ein Sammelbegriff für verschiedenartige ärztliche Versorgungskonzepte, die als Gemeinsamkeit den prinzipiellen Ansatz aufweisen, dass medizinische Leistungen der Gesundheitsversorgung der Bevölkerung in den Bereichen Diagnostik, Therapie und Rehabilitation sowie bei der ärztlichen Entscheidungsberatung über räumliche Entfernungen (oder zeitlichen Versatz) hinweg erbracht werden. Hierbei werden Informations- und Kommunikationstechnologien eingesetzt." (BÄK 2020)

> „In Anlehnung an diese Definition bezeichnet die Telemedizin verschiedene medizinische Versorgungskonzepte. Sie sollen helfen, räumliche Entfernungen zwischen Ärztin bzw. Arzt und Patientin bzw. Patient zu überwinden und zielen darauf ab, Behandlungsdaten zu erfassen und zu übermitteln oder eröffnen medizinische Behandlungsverfahren, die auf elektronischen Informations- und Kommunikationstechnologien basieren. Telemedizin kann daher sowohl bei präventiven und diagnostischen Maßnahmen als auch bei der Behandlung und Weiterbetreuung von Patientinnen und Patienten eingesetzt werden und soll notwendige medizinische Interventionen frühzeitiger und gezielter ermöglichen." (GKV-Spitzenverband 2016, S. 7)

> „Use of communication technologies and electronic information to provide or support health care when participants are separated by distance." (Lowdermilk et al. 2010, S. 822)

Die vorhandenen Definitionen behandeln übergeordnet die technischen und untergeordnet die medizinischen Aspekte des telemedizinischen Versorgungsprozesses. Die Telemedizin stellt die medizinische Leistungserbringung mit Einsatz von IKS dar und bezieht sich nicht nur auf die Anwendung dieser Techniken in der Medizin (vgl. Mueller 2004) . Bei einer einheitlichen Definition wird die medizinische Leistung in den Vordergrund gestellt:

Die Telemedizin umfasst medizinische Leistungen für Prävention, Diagnostik, Therapie und Rehabilitation, indem Informations- und Kommunikationstechnologien eingesetzt werden. Das bestimmende Ziel ist die Überwindung zeitlicher und räumlicher Distanz zwischen allen Beteiligten und die Steigerung der Wirtschaftlichkeit.[1]

2.2.2 Das Spielfeld der Telemedizin

Die „Player" auf dem Spielfeld der Telemedizin sind klar voneinander abgetrennt. Die Anspruchsgruppen sind gleich zu denen der Medizin. Dabei handelt es sich um Leistungsträger, Leistungserbringer und bestimmende Strukturen. Das „magische" Dreieck entsteht: (vgl. Mueller 2004)

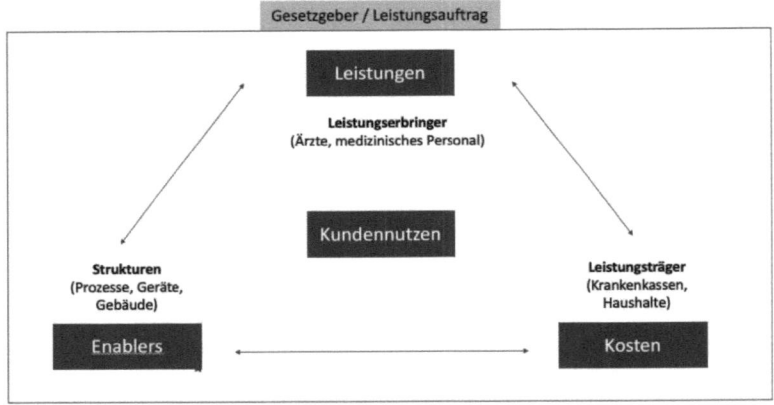

Abbildung 3: Das "magische" Dreieck (eigene Darstellung nach Schönenberger, Bestetti, Koch 2002, S. 4)

Wie in Abbildung 3 zu erkennen steht der Patient, also der Kundennutzen, im Zentrum des Feldes, da seine ganzheitliche medizinische Versorgung nur im Einklang mit den weiteren Anspruchsgruppen garantiert werden kann. Die Basis der Leistungserbringung schaffen Leistungserbringer, Leistungsträger und die notwendigen Strukturen.

Die Aufgaben sind wie folgt definiert:

Der Gesetzgeber ist das oberste Glied des Schaubildes. Durch erlassene Gesetze und Richtlinien stellt er die Rahmenbedingungen für einen (möglichen) Leistungsauftrag, wie telemedizinische Versorgungsprogramme. Diese Vorschriften sind bindend für den gesamten Prozess und für alle teilnehmenden Anspruchsgruppen.

---

[1] Hierbei handelt es sich um eine selbst erstellte Definition.

Die eigentliche medizinische Leistung wird durch die Leistungserbringer (Ärzte, Pflegepersonal, Therapeuten…) erbracht. Die Grundlage hierfür stellen Abläufe, Geräte, Gebäude und Infrastrukturen (Enablers) dar. Der gesamte Prozess der Leistungserbringung generiert Kosten, die von den Leistungsträgern gedeckt werden (vgl. Mueller 2004).

2.2.3 Historische Entwicklung

Der Ursprung der Telemedizin ist nicht genau zu definieren. Bereits im Mittelalter übermittelten die Menschen distanzüberbrückend medizinische Informationen über die Beulenpest via Heliographen und Signalfeuer. Der Postdienstleistungsbereich stellte ebenfalls Mitte des 19. Jahrhunderts eine Plattform für erste telemedizinische Anwendungen. Urinproben oder körperliche Beschwerden wurden dem Arzt per Brief/Sendung mitgeteilt, um eine briefliche Antwort bezüglich einer Diagnose und Behandlungsmöglichkeit zu erhalten. Eine weitere Erfindung Mitte des 19. Jahrhunderts war die Telegrafie. Die Telegrafie beschreibt die Kommunikation zwischen Sender und Empfänger mittels einer Übermittlung verschlüsselter Daten. Diese Technik fand schnell ihren Einsatz im Gesundheitswesen. Im ersten Weltkrieg nutzten Ärzte den Weg, Informationen von verwundeten Soldaten oder Forderungen zu medizinischen Heilmitteln zu übertragen. Im Jahre 1906 führte der Niederländer Willem Einthoven die erste transtelefonische EKG-Übertragung durch. Dieser Fortschritt prägte vor allem die Telekardiologie noch Jahrzehnte später. Auch für die Notfallversorgung auf See wurde 1920 entsprechende Prozesse durch die großen Seefahrtnationen der Zeit eingeführt (vgl. Schultz et al. 2013, vgl. Götze, Ollnow 2012).

Der Begriff Telemedizin wurde erstmals in den 1970er Jahren definiert. Weitere Begrifflichkeiten wie Telechirurgie, Teledermatologie oder Telekardiologie entstanden zeitgleich. Der technische Aufschwung der 80er führte zu einer Einführung telemedizinischer Anwendungen in der freien Wirtschaft (vgl. Schultz et al. 2013, vgl. Götze, Ollnow 2012).

Die Geburt des Begriffes Telematik im Gesundheitswesen läutete die sekundäre Generation von telemedizinischen Anwendungen ein. Durch neue Erkenntnisse in der Kommunikationstechnik, wie einfache Computersysteme, war es möglich, computerbasierte Videokonferenzen durchzuführen. Nach der Einführung des Internets durch Tim Berners-Lee konnten Daten von verschiedenen Computern verknüpft werden (vgl. Schultz et al. 2013, vgl. Götze, Ollnow 2012).

Im deutschen Gesundheitswesen besteht eine Vielzahl von Pilotprojekten im Bereich der Telemedizin. Anwendungen wie die Teleradiologie und die Telepathologie sind im heutigen Versorgungsalltag fest integriert.

Der Einführungsprozess der Telemedizin ist in Deutschland noch nicht abgeschlossen, da der Gesundheitsmarkt durch die Digitalisierung viele Ansatzpunkte für telemedizinische Anwendungen bietet (vgl. Schultz et al. 2013, vgl. Götze, Ollnow 2012).

3 Das Fernbehandlungsverbot

Das Fernbehandlungsverbot und dessen Novellierung spielt eine elementare Rolle für die Anwendung der Telekonsultation. Um den Rahmen dieser Projektarbeit einzuhalten, wird nur der § 7 Abs. 4 der (Muster-)Berufsordnung für die in Deutschland tätigen Ärztinnen und Ärzte (MBO-Ä) betrachtet. Weitere Informationen sind in der MBO-Ä §7 zu finden.

3.1 Begriffsdefinition der Fernbehandlung

Eine Fernbehandlung beschreibt die Situation, „wenn der Kranke oder für ihn ein Dritter dem Arzt, der die Krankheit erkennen und behandeln soll, Angaben über die Krankheit insbesondere Symptome oder Befunde übermittelt und dieser ohne den Kranken unmittelbar vor Ort gesehen und die Möglichkeit einer Untersuchung gehabt zu haben, entweder die Diagnose stellt oder einen Behandlungsvorschlag unterbreitet" (Ratzel 2018, S. 127). Im Vordergrund der **ausschließlichen** Fernbehandlung steht die Diagnose, Therapie und die Betreuung eines Patienten ohne einen plastisch vorangegangenen Arzt-Patienten-Kontakt und ohne die physische Anwesenheit eines Arztes. Die **allgemeine** Fernbehandlung erlaubt die Behandlung ohne die physische Anwesenheit eines Arztes nur, wenn der Patient dem Mediziner bekannt und mit ihm bereits im körperlichen Kontakt stand (vgl. Hahn 2019).

3.2 Fernbehandlung nach der Musterberufsordnung der Bundesärztekammer

Der 121. Deutsche Ärztetag[2] (DÄT) beschloss im Mai 2018 eine Novellierung des Fernbehandlungsrechts. Bereits am 120. DÄT im Mai 2017 in Freiburg wurde die Prüfung und Liberalisierung des § 7 Abs. 4 der MBO-Ä gefordert.

Die Forderung lautete: Eine ärztliche Behandlung und Konsultation **ausschließlich** über eine räumliche Distanz zu legalisieren. Begründet wurde dies durch einen wachsenden Bedarf an telemedizinischen Anwendungen in Zeiten des demografischen Wandels und des Ärztemangels, vor allem in ländlichen Regionen. Außerdem argumentierte die Ärzteschaft rechtspolitisch.

In Ländern wie England und Schweden ist die Telemedizin in der Regelversorgung bereits fest verankert. In der Bundesrepublik sahen die Delegierten Nachholbedarf um konkurrenzfähig zu bleiben. Die Forderung zielte auf eine Lockerung der bis dato zulässigen Regelung ab, ein vollständiger Paradigmenwechsel war zunächst nicht vorgesehen. Die bisherigen Behandlungsmöglichkeiten sollten ergänzt, nicht ersetzt werden. Dr. Josef Mischo, Vorstandsmitglied der BÄK und Vorsitzender der Berufsordnungsgremien der BÄK, machte deutlich: „Der persönliche Arzt-Patienten-Kontakt stellt weiterhin den ‚Goldstandard' ärztlichen Handelns dar" (Krüger-Brand 2018). Er sprach sich für eine Lockerung des Fernbehandlungsrechts aus.

Die allgemeine Fernbehandlung war bereits vor der Forderung des 120. DÄT erlaubt. Gegen eine komplettierende telemedizinische Anwendung in Kombination mit einer ‚üblichen' Behandlung durch den Arzt gab es keine Einwände. Lediglich die ausschließliche Form der Fernbehandlung war gesetzlich verboten.

---

[2] Der DÄT ist die Hauptversammlung der Bundesärztekammer (BÄK).

§ 7 Abs. 4 MBO-Ä n. F	§ 7 Abs. 4 MBO-Ä a. F
Ärztinnen und Ärzte beraten und behandeln Patientinnen und Patienten im persönlichen Kontakt. Sie können dabei Kommunikationsmedien unterstützend einsetzen. Eine ausschließliche Beratung oder Behandlung über Kommunikationsmedien ist im Einzelfall erlaubt, wenn dies ärztlich vertretbar ist und die erforderliche ärztliche Sorgfalt insbesondere durch die Art und Weise der Befunderhebung, Beratung, Behandlung sowie Dokumentation gewahrt wird und die Patientin oder der Patient auch über die Besonderheiten der ausschließlichen Beratung und Behandlung über Kommunikationsmedien aufgeklärt wird.	Ärztinnen und Ärzte dürfen individuelle ärztliche Behandlung, insbesondere auch Beratung, nicht ausschließlich über Print- und Kommunikationsmedien durchführen. Auch bei telemedizinischen Verfahren ist zu gewährleisten, dass eine Ärztin oder ein Arzt die Patientin oder den Patienten unmittelbar behandelt.

Abbildung 4: Fassungsvergleich von § 7 Abs. 4 MBO-Ä (Hahn 2019, S. 6)

Die rechte Spalte von Abbildung 4 zeigt die alte Fassung des Paragraphen. Die Neuregelung auf der linken Seite fokussiert in den ersten beiden Sätzen weiterhin den persönlichen Kontakt zwischen Arzt und Patient. Kommunikationsmedien sollen dabei nur unterstützend und nicht ersetzend eingesetzt werden. In diesen Punkten kam es zu keiner ausschlaggebenden Vorschriftsänderung.

Zu einem echten Paradigmenwechsel führte jedoch der dritte Satz. Er erlaubt eine ausschließliche Fernbehandlung mittels Kommunikationstechnologien im Einzelfall, wenn dies ärztlich annehmbar ist. Der Wortlaut „im Einzelfall" lässt Raum für Interpretation. Erik Hahn, Rechtswissenschaftler und Professor an der Hochschule Zittau/Görlitz, beschreibt zwei Interpretationsvarianten: Zum einen kann sich der „Einzelfall" auf den gesamten Tätigkeitsbereich der Ärzte beziehen. Folglich muss der Patient stetig physisch den Arzt besuchen. Die ausschließliche Fernbehandlung darf nur vereinzelt erbracht werden. Zum anderen kann der „Einzelfall" aber auch auf den Menschen als Individuum und die Individualität der Erkrankung anspielen, „die letztlich immer eine Behandlung des Patienten ‚als Einzelfall' verlangt" (Hahn 2019, S. 7 f.). Für diese Interpretation spricht vor allem die allgemeine Anwendung der Telekonsultation durch verschiedene Anbieter, wie TeleClinic oder Helios Dialogue[3]. Weiterhin weist die BÄK mit ihren Erläuterungen vom 22.03.2019 daraufhin, dass Behandlungsmodelle, die

---

[3] https://www.teleclinic.com, https://www.helios-gesundheit.de

auf einer ausschließlichen Behandlung durch IKS fußen, nicht ausgeschlossen werden sollen (vgl. Hahn 2019).

3.3 Fernbehandlung nach den Berufsordnungen der Landesärztekammern

Damit die Änderung des Fernbehandlungsgesetzes in Kraft treten kann und telemedizinische Anwendungen bundesweit erfolgen können, müssen die einzelnen Landesärztekammern (LÄK) die Novellierung in ihren Landesberufsordnungen (LBO) umsetzen. Bayern, Berlin, Bremen, Hamburg, Hessen, Niedersachsen, Nordrhein, Rheinland-Pfalz, Sachsen, Sachsen-Anhalt, Saarland, Schleswig-Holstein, Thüringen und Westfalen-Lippe nahmen die Änderung in ihre LBO auf. Bereits im Jahr 2016 führte die LÄK Baden-Württemberg eine Klausel ein, die eine ausschließliche Fernbehandlung, vorrangig bei Modellprojekten, erlaubt. Die LÄK Brandenburg und Mecklenburg-Vorpommern haben § 7 Abs. 4 MBO-Ä n. F. noch nicht in ihren LBO eingeführt, sodass eine ausschließliche Fernbehandlung verboten ist (vgl. Hahn 2019).

4 Die Telekonsultation

4.1 Klassifizierung der Telekonsultation

Der Bereich der Telekonsultation kann nach beteiligten Parteien klassifiziert werden. Unterschieden wird zwischen doctor-to-doctor (doc2doc) und doctor-to-patient (doc2pat). Sind sowohl Sender und Empfänger medizinische Leistungserbringer, handelt es sich um eine doc2doc-Konsultation.

Dieses telekonsultatorische Verfahren wird laut der Bayerischen Telemedallianz (BTA) folgend definiert: Die Telekonsultation beschreibt den Austausch von Gesundheitsdaten zwischen mehreren Medizinern. Im Vordergrund steht die Beratung „über das diagnostisch-therapeutische Vorgehen in der Behandlung eines konkreten Krankheitsfalles mittels der modernen Telematik." (Feussner et al. 1998) Die Konsultation findet Anwendung, um räumliche Distanzen zu nicht ortsansässigen Ärzten oder Gesundheitszentren zu überwinden und die Prozesse der Zusammenarbeit zu verschlanken und zu vereinfachen, oft fachbereichsübergreifend. Die Konzepte greifen meist in einem Umfeld, indem die Ressourcen, wie Wissen oder Erfahrung, ungleich verteilt sind.

Der Sender fungiert als Wissensgeber und stellt der Empfängerseite die benötigten Ressourcen zur Verfügung. Ein Beispiel stellt der Austausch zwischen einem kleinen Krankenhaus und einer zentralen Schwerpunktklinik bezüglich bestimmter Indikationen dar. Die Kommunikation läuft über Videokonferenzen oder Bildtelefonate (vgl. BTA 2020).

Das doc2pat-Konzept fungiert zwischen einem medizinischen Leistungserbringer und dem Patienten. Der Prozess der Telekonsultation kann zum einen die primäre Behandlung abbilden, beispielsweise eine dermatologische Erstdiagnostik.

Zum anderen können übertragene Vitaldaten und entsprechende Schulungen den Behandlungsprozess sekundär unterstützen. Die Bereiche Telemonitoring, Teletherapie, Telediagnosik und Telecoaching sind der doc2pat-Konsultation zuzuordnen (vgl. Trill 2018).

4.1.1 Telemonitoring

Das Telemonitoring stellt einen neueren Teilbereich der Telemedizin dar. Es beschreibt eine ortsunabhängige Überwachung von Vitalwerten mit Hilfe von IKS. Anwendung findet die Methode bei Indikationen wie Diabetes, chronischer Herzinsuffizienz oder COPD[4]. Der Patient ist meist mit einem medizinischen Gerät ausgestattet. Die Messwerte der Sensoren werden regelmäßig an den Arzt, beziehungsweise an das Telemedizinzentrum, übertragen und so überwacht. In Notsituationen kann automatisch die Alarmierung des Rettungsdienstes erfolgen (vgl. Trill 2018).

4.1.2 Telecoaching

Beim Telecoaching wird der Patient über die gesamte Behandlung von medizinischem Personal digital betreut. In Form von kurzen Online-Schulungen lernt der Patient seine Krankheit besser zu verstehen und entwickelt Kompetenzen, die dabei helfen, seinen Gesundheitszustand langfristig zu verbessern.

Anwendung findet das Telecoaching bei Krankheiten, die hauptsächlich durch den individuellen Lebensstil des Patienten beeinflusst werden (vgl. Trill 2018).

4.1.3 Telediagnostik

Die Telediagnostik beschreibt die Diagnose einer Krankheit durch einen Arzt. Der Patient ist dem Mediziner dabei nicht physisch vorstellig. Die Parteien stehen, wie auch beim Telecoaching, digital in Kontakt und kommunizieren beispielsweise per Telefon, Live-

---

[4] Bei der COPD handelt es sich um eine Lungenerkrankung. Symptome sind eine Beeinträchtigung der Atmung durch eine chronische Blockierung des Luftstroms sowie Husten und Atemnot (vgl. deutsche Atemwegsliga e.V. 2018).

Chat oder Live-Video. Anwendung findet die Telediagnostik besonders in der Dermatologie und Neurologie (vgl. Trill 2018).

4.1.4 Teletherapie

Bei einer teletherapeutischen Behandlung ist der Therapeut nicht physisch beim Patienten vor Ort. Die Teletherapie setzt Hilfsmittel ein, damit der Patient Teile des Trainingsprogrammes selbst durchführen kann.

Der Therapeut ist mittels einer Live-Übertragung zugeschaltet und kann interaktiv die Aufgaben und den Anstrengungsgrad der Übungen anpassen. Ein Beispiel ist die therapeutische Betreuung von Parkinson-Patienten. Um ortsunabhängig eine ganzheitliche Versorgung zu garantieren, wird die Teletherapie von Logopäden, Physiotherapeuten, Ergotherapeuten oder auch von Neuropsychologen verwendet (vgl. Trill 2018).

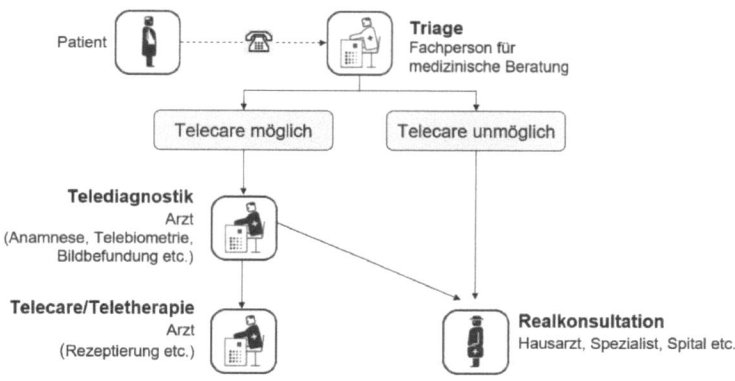

Abbildung 5: Mechanik der Telekonsultation (Fischer 2010, S. 15)

Abbildung 5 beschreibt den groben Ablauf einer doc2pat-Telekonsultation. Der Patient kontaktiert das telemedizinische Unternehmen, im Beispiel über das Telefon. Der Anruf wird zunächst von einer Fachperson für medizinische Beratung angenommen. Über eine Triage wird festgestellt, welche Indikation und Dringlichkeit vorliegt. Eignet sich der Fall für eine telemedizinische Behandlung, leitet das Fachpersonal den Patienten an einen freien Arzt weiter. Der Arzt führt zunächst eine Anamnese durch. Anschließend werden biometrisch verschiedene Werte und Bilder erfasst. Die Teletherapie, die Ausstellung einer elektronischen Arbeitsunfähigkeitsbescheinigung (eAU) oder eines elektronischen Rezeptes (eRezept) stellen den nächsten Schritt dar, falls die Beschwerden telemedizinisch behandelbar sind.

Ist eine Teletherapie nicht möglich, muss sich der Patient an einen Hausarzt oder Spezialisten wenden und eine Realkonsultation in Anspruch nehmen (vgl. Fischer 2010).

4.2 Online-Videosprechstunde

Die Telekonsultation kann über unterschiedliche Kanäle durchgeführt werden. Die Kommunikation ist postalisch, telefonisch, per E-Mail, per Live-Chat oder über einen Video-Chat möglich. In dieser Projektarbeit kann nicht auf alle Möglichkeiten eingegangen werden. Aus Praktikabilitätsgründen erfolgt eine Beschränkung auf die Online-Videosprechstunde über die Internetseite der Anbieter.

4.2.1 Grundlagen und Ablauf

Am 1. April 2017 wurde die elektronische Videosprechstunde durch eine eigene Gebührenordnung für Ärzte (GOÄ)[5] Ziffer 4 eingeführt. Die Betreuung via Telefon oder Video war nur erlaubt, wenn der Patient vorher mindestens einmal persönlich Kontakt mit dem behandelnden medizinischen Personal hatte. Mit der Lockerung des Fernbehandlungsverbotes gilt diese Regelung nicht mehr. Ab dem 1. Oktober 2019 ist die Videosprechstunde für alle Indikationen verfügbar, da der einheitliche Bewertungsmaßstab (EBM)[6] unter anderem vom der Kassenärztlichen Bundesvereinigung (KBV) angepasst wurde. Die Neuerung bestand darin, dass auch Psychotherapeuten eine digitale Konsultation künftig abrechnen können. Ziel der Änderungen war es, die Online-Sprechstunde attraktiver für die Gesellschaft zu machen.

Abbildung 6 zeigt eine Auflistung abrechnungsberechtigter Facharztgruppen:

Hausärzte	Kinder- und Jugendärzte	Anästhesisten	Augenärzte	Chirurgen
Hals-Nasen-Ohrenärzte	Strahlenthera-peuten	Neurologen	Orthopäden	Gynäkologen
Dermatologen	Fachärzte für Innere Medizin	Psychiater	Urologen	Phoniater und Pädaudiologen

Abbildung 6: Abrechnungsberechtigte Fachgruppen (eigene Darstellung nach Bartmann 2018, S. 12)

---

[5] Die GOÄ legt fest, wie der Arzt medizinische Leistungen, außerhalb des Bereiches der gesetzlichen Krankenversicherung, abrechnen darf (vgl. GOÄ 2002).
[6] Die Abrechnung von vertragsärztlichen Leistungen wird durch den EBM festgelegt (vgl. BMG 2016).

Die Teilnahme an einer Online-Videosprechstunde bedarf eines Tablets, Computers, Laptops oder Smartphones mit einer Kamera, einem Mikrofon, einem Lautsprecher und einer Internetverbindung. Das Herunterladen einer eigenen Software ist für den Gebrauch nicht notwendig. Im Bundesland Nordrhein-Westfalen gelten besondere technische Voraussetzungen. Die Bildschirmdiagonale des elektronischen Gerätes muss mind. 3 Zoll aufweisen. Weiterhin wird ein „Download von 2000 kbit/s und ein technisches Konzept der ‚End-zu-End-Verschlüsselung' gefordert" (Jörg 2018, S. 67). Die Verbindung läuft über spezielle Anbieter, da besondere Sicherheitsanforderungen bezüglich des Datenschutzes getroffen werden müssen. Hierfür muss der Patient vor der Sprechstunde eine Einwilligungserklärung unterschreiben. Der Termin wird, wie auch bei einer Realkonsultation, gemeinsam mit dem Arzt abgestimmt. Die persönlichen Daten werden durch medizinisches Personal vor dem eigentlichen Arztgespräch aufgenommen.

Der Patient erhält vom Mediziner einen PIN-Code, um sich an seinem elektronischen Gerät einzuwählen, benötigt jedoch keinen eigenen Account. Beide Parteien melden sich zur festgelegten Zeit auf der Internetseite des telemedizinischen Anbieters an. Dieser verschlüsselt die Verbindung und übergibt sie an die Geräte der Teilnehmer, sodass der Videoaustausch nur zwischen den Geräten des Patienten und des Arztes stattfindet (Peer-to-Peer-Verbindung) und das Unternehmen die Kommunikation nicht verfolgen kann.

Der Verlauf der digitalen Konsultation ist deckungsgleich mit dem einer Präsenz-Sprechstunde. Auch digital spielt die Privatsphäre eine übergeordnete Rolle, weshalb sich beide Gesprächsteilnehmer in Räumen befinden müssen, die dies garantieren. Die Aufzeichnung der Behandlung und der Einsatz von Werbung während des Gesprächs ist verboten (vgl. KBV 2020 und vgl. Jörg 2019).

Ihren Nutzen findet die Videosprechstunde voranging in dem Einholen einer Zweitmeinung und in einer Beratung bezüglich der Einnahme von Medikamenten. Weiterhin eignet sie sich beispielsweise bei Verlaufskontrollen von körperlichen Beschwerden durch einen Dermatologen, Orthopäden oder Anästhesisten. Aber auch bei gängigen Indikationen wie Influenza oder Magen-Darm-Infektionen suchen Patienten vermehrt den digitalen Arzt auf (vgl. Wilms 2017).

4.2.2 Zertifizierung

Auf dem deutschen Gesundheitsmarkt existieren bereits viele telemedizinische Unternehmen die Online-Videosprechstunden anbieten. Um sicherzustellen, dass der

Datenschutz und die Informationssicherheit eingehalten werden, müssen die Anbieter eine Zertifizierung vorweisen. Dies beschloss der GKV-Spitzenverband und die KBV. Grundlage für diese Regelung ist Anlage 31b des Bundesmantelvertrags Ärzte (BMV-Ä). Darin werden Anforderungen an den Datenschutz, Verträge, Teilnehmer, Vertragsärzte und die Videodienstanbieter definiert (vgl. BMV-Ä 2019). Die Zertifizierung und eine Selbstauskunft muss der Anbieter bei der KBV und beim Spitzenverband einreichen, damit das Unternehmen auf der offiziellen Übersicht der zertifizierten Videodienstanbieter der KBV aufgenommen wird (vgl. KBV 2020).

4.2.3 elektronisches Rezept und Arbeitsunfähigkeitsbescheinigung

Seit dem Inkrafttreten des Gesetzes für mehr Sicherheit in der Arzneimittelversorgung (GSAV) am 16.08.2019 dürfen zertifizierte Anbieter in Modellprojekten eRezepte ausstellen. Bei einem eRezept handelt es sich um die digitale Version eines konventionellen Rezeptes. Dabei wird ein Rezept inklusive der medizinischen Anweisungen digital von dem telemedizinischen Unternehmen an die Apotheke übertragen. Der Patient kann das Medikament vor Ort reservieren und anschließend selbst abholen oder den Lieferdienst der Apotheke nutzen. Das durch Bundesgesundheitsminister Jens Spahn eingeführte GSAV enthält die Verpflichtung, dass die Spitzenorganisationen im Gesundheitswesen innerhalb von sieben Monaten eine Grundlage für die Einführung von eRezepten erarbeiten müssen. Involvierte Organisationen sind der deutsche Apothekenverband, die KBV, der GKV-Spitzenverband sowie die gematik[7], darum die lange Vorbereitungszeit bis zur finalen Einführung des eRezeptes. Sie sind dafür zuständig, technische Voraussetzungen für die Infrastruktur und Erstellung elektronischer Rezepte zu konzipieren. Die Übertragung der Rezepte soll in Zukunft über die Telematikinfrastruktur des deutschen Gesundheitswesens laufen (vgl. BMG 2019 und vgl. APONEO 2020).

Weiterhin besteht die Möglichkeit über die Telekonsultation eine elektronische Arbeitsunfähigkeitsbescheinigung (eAU) auszustellen. Die eAU wird durch das Telemedizinzentrum erstellt, per E-Mail an den Patienten versendet und hat dabei die Voraussetzungen der herkömmlichen Arbeitsunfähigkeitsbescheinigung zu erfüllen. Sie muss verschriftlicht, von einem approbierten Arzt ausgestellt und unterschrieben werden (vgl. teleclinic 2020).

---

[7] Die gematik GmbH koordiniert und überwacht die Telematikinfrastruktur des deutschen Gesundheitswesens (vgl. aerzteblatt.de 2019).

Der Fokus in diesem Teilabschnitt liegt auf dem eRezept. Um die Rahmenbedingungen der Projektarbeit einzuhalten, wird die eAU nicht detaillierter beschrieben.

5 Die Chancen und Risiken der Telekonsultation

Die Telekonsultation birgt verschiedenen Vor- und Nachteile. Inwieweit diese Chancen und Risiken an Bedeutung erlangen, ist von gesellschaftlichen Rahmenbedingungen und der Gestaltung der Telekonsultation abhängig. Dieses Kapitel zeigt Vorteile und mögliche Grenzen, indem verschiedene Wirkungsbereiche definiert werden.

Die Chancen der Telekonsultation liegen hauptsächlich in der Qualitätssteigerung der medizinischen Versorgung.

Durch das Einholen von Zweitmeinungen und Expertenurteilen über telekonsultatorische Verfahren steigt die Diagnosesicherheit unterschiedlichster Indikationen. Ärzte verschiedener Fachrichtungen stehen im engen Kontakt, sodass die allgemeine Ausweitung der Kompetenz durch Wissens- und Erfahrungsaustausche eine Netzwerkbildung zulässt und so die Versorgung bundesweit optimieren kann. Im Vordergrund steht vor allem die Verkürzung der Wartezeiten für Facharzttermine. Die Möglichkeit der Fernüberwachung von Risikopatienten spart Medizinern Zeit und Aufwand, damit eine Terminvergabe schneller möglich ist (vgl. Eckhardt et al. 2004) . Die Telekonsultation stellt eine alternative Behandlungsmethode für chronische Erkrankungen, wie der chronisch obstruktiven Bronchitis (COPD) dar. Die Patienten können mit Hilfe von Telecoachings über den gesamten Behandlungsablauf eng betreut werden. Bei Fragen oder benötigten Medikamenten kann sich der Patient digital an einen Arzt wenden. Mittels dieser Möglichkeiten steigen zwangsläufig die Compliance und Therapietreue. Der Patient wird autonomer. Grundlegende Informationen über Krankheit und Behandlung kann der Patient anhand von digital gespeicherten Daten zeit- und ortsunabhängig aufrufen.

Die Studie Healthcare Carometer 2020 des globalen Netzwerkes PricewaterhouseCoopers International (pwc) zeigt, dass 40% der 1000 Befragten 2019 mit den Öffnungszeiten von Arztpraxen unzufrieden waren (vgl. Wollschläger 2020). Die Charakteristik der Zeit- und Ortsunabhängigkeit stellt deshalb den elementarsten Vorteil der Telekonsultation dar. Besonders in Extrembedingungen, wie Kriegen oder Pandemien ist es wichtig, dass medizinische Leistungen jederzeit verfügbar sind. Beispielhaft können Menschen in Quarantäne ärztliche Dienste in Anspruch nehmen ohne das Haus oder die

Quarantäne verlassen zu müssen. Allgemein entfällt ebenfalls die Ansteckungsgefahr für den Arzt.

Die Steigerung der Patientenzufriedenheit und Lebensqualität korreliert mit der medizinischen Leistungsoptimierung. Eine hohe qualitative ganzheitliche medizinische Versorgung führt besonders bei älteren Generationen zu einer Erleichterung im Alltag.

Die schnelle, bequeme und umfangreiche Behandlung via Telekonsultation spart vorrangig in ländlichen Gegenden Zeit, Geld und Kraft im Prozess. Das Problem der möglichen fehlenden technischen Affinität wird von telemedizinischen Anbietern präventiv behandelt. Patienten mit Schulungsbedarf erhalten telefonische Einweisungen und Hilfe hinsichtlich der Verwendung von technischen Geräten und des Ablaufes der Videosprechstunde.

Mit dieser Möglichkeit wird den Ängsten der meist älteren Menschen entgegengewirkt und einer Erhöhung des Sicherheitsgefühls in der Arbeit mit Technik erzielt. Nicht nur Patienten, sondern auch Angehörige profitieren von Telecoachings. Die Teilnahme an Seminaren unterstützt in der Pflege und generiert Entlastung. Des Weiteren trägt die Telekonsultation zu einer Zeitgewinnung in der medizinischen Versorgung bei. Die durchschnittliche Wartezeit mit Termin in einer Praxis liegt zwischen 15 und 30 Minuten (vgl. statista 2019). Bei der Videosprechstunde wird dem entgegengewirkt. Sobald der Patient seine persönlichen Daten zur Verfügung stellt, startet die digitale Behandlung. Ohne dass der Patient in einem Wartezimmer mit potenzieller Ansteckungsgefahr sitzen muss.

Die Telekonsultation führt nicht nur zu Qualitätssteigerungen im medizinischen Bereich, sondern auch zu wirtschaftlichen Einsparungen. Die Verbesserung des Informationsflusses zwischen verschiedenen Fachärzten und die daraus resultierende gemeinsame Bearbeitung von Fällen vermeidet Doppeluntersuchungen und doppelte Kosten. Hohe betriebswirtschaftliche Auswirkungen erlangt dies besonders in der Reduzierung der Hospitalisierungsrate, der Senkung von Notarzt-Einsätzen und der Vermeidung von nicht medizinisch nötigen Facharztüberweisungen und Krankentransporten.

Die Einführung des eRezeptes führt zu einer Senkung des bürokratischen Aufwandes. Das Rezept kann digital direkt an eine Apotheke gesendet werden, sodass Zeit, Geld und Papier eingespart werden. Aufgrund innovativer Kommunikationsmöglichkeiten zwischen Patienten und medizinischen Leistungserbringern kommt es bei den Beteiligten zu positiven Prozessverschlankungen (vgl. Eckhardt et al. 2004).

Jedoch offenbart die Verwendung telekonsultatorischer Anwendungen auch Schwierigkeiten und Gefahren. In der medizinischen Versorgung ist es für Diagnose und Behandlung unentbehrlich alle wichtigen Daten und Werte zu kennen. Bei der Nutzung der Videosprechstunde besteht das Risiko einer Fehlbeurteilung. Fehler entstehen, sobald der Arzt durch eine indirekte Kommunikation nicht alle essenziellen Befunde vorheriger Behandlungen vorliegen hat.

Weiterhin ist es möglich, dass der Mediziner via Videoübertragung nicht alle Merkmale erkennen kann oder Details übersieht. Darüber hinaus können nicht alle Krankheiten telemedizinisch behandelt werden. Des Weiteren verdoppeln sich die Kosten, wenn der Arzt bei einer Telekonsultation empfiehlt, sich im ambulanten Bereich behandeln zu lassen, da zwei Behandlungen für eine Indikation bezahlt werden müssen.

Ein weiter kritischer Gesichtspunkt der Telekonsultation ist der Datenschutz. Die Zertifizierung der Anbieter bestätigt einen vertraulichen Ablauf, schließt aber nicht alle Sicherheitslücken. Über Tastaturrekorder können Anschläge protokolliert werden, ohne das Wissen der Beteiligten. Angriffspotential besteht, bevor die Verbindung über eine End-to-End-Verschlüsselung aufgebaut wurde, besonderes bei Chat-Kommunikationen. Ebenso machen sich Hacker die Naivität der Patienten zu nutzen. Sie versenden E-Mails im Namen des telemedizinischen Anbieters, sodass der Patient aufgefordert wird eine(n) kontaminierte(n) Link oder Webseite zu öffnen. Folglich heruntergeladene Schadsoftware greift die Hardware des elektronischen Gerätes an. Der Angreifer kontrolliert beispielsweise das Ein- und Ausschalten von Kamera oder Mikrofon und ist in der Lage, Audio- und Videosignale der Behandlung abzuhören und aufzunehmen. Die weit verbreitete Angst der Menschen, dass unbefugte Dritte die Behandlung verfolgen, ist nicht unbegründet, da der Mensch/Patient selbst die größte Schwachstelle darstellt. Die allgemeine Akzeptanz gegenüber der Telekonsultation beläuft sich in unterschiedliche Richtungen. Katharina Jünger, Gründerin und CEO des Unternehmens TeleClinic, berichtet, dass trotz einer hohen Nachfrage die Thematik der Abrechnung nicht abschließend geklärt ist. Kassenpatienten müssen die Kosten der Telekonsultation selbst tragen, zudem erhalten nur Privatpatienten eRezepte (vgl. Braun 2019). Die Gesellschaft kann sich eine telemedizinische Behandlung vorstellen, nutzten sie jedoch nicht. Es besteht die Angst, dass der persönliche und direkte Kontakt zum Arzt verloren geht. Demgegenüber steht die kritische Sichtweise der Ärzteschaft. Viele Ärzte stehen der digitalen Sprechstunde differenziert gegenüber, da die konservative Behandlungsmethode lukrativer ist.

Nicht nur für den Datenschutz, sondern auch für die Datenverarbeitung sind spezielle technische Voraussetzungen nötig. Das Management der Daten setzt eine Progression der Interoperabilität voraus, damit Falldaten besser in Datenbanken, wie der Patientenakte, integriert werden können. Problematisch ist ebenso die Menge der zu verarbeiteten Daten. Bei Telekonsultationen werden vielfach Vitalwerte übermittelt und Gespräche dokumentiert, die ausgewertet werden müssen. Die Verarbeitung dieser „BIG DATA" würde sich nicht in den Alltag einer Praxis oder eines Krankenhauses integrieren lassen. Die größte Herausforderung die der Telekonsultation gegenübersteht ist das Finanzierungssystem, da die Finanzierung des deutschen Gesundheitswesens zweigeteilt ist. Stationäre Leistungen werden über das Diagnosis-Related-Groups-System abgerechnet.

Im Gegensatz dazu läuft die Vergütung ambulanter Leistungen in der privaten Krankenversicherung über das EBM und in der gesetzlichen Krankenversicherung über die GOÄ. „Das Finanzierungssystem mit seiner Ausrichtung an einer sektoralen Gliederung behindert insbesondere Sektor übergreifende Lösungen durch Telemedizin" (Secer, von Bandemer 2019, S. 8). Kommt es zu keiner Veränderung dieses Systems, bleibt offen, wie die Telekonsultation nach Abschluss der Pilotprojekte weiter finanziert werden soll (vgl. Eckhardt et al. 2004).

6 Fazit

Die Zukunft des deutschen Gesundheitswesens ist zweifelsfrei digital. Durch zahlreiche neue Technologien kommt es vor allem in der medizinischen Versorgung zu einer Revolution in Diagnostik und Behandlung. Die Telekonsultation setzt genau dort an und spielt eine große Rolle in der Entwicklung von der analogen in die digitale Medizin. Wichtig ist, dass die Telemedizin und die konventionelle Medizin nicht zu Gegenspielern werden. Die Telekonsultation stellt eine Ergänzung zu der herkömmlichen Behandlung dar, folglich kann und darf sie sie nicht ersetzen. Vielmehr bieten Videosprechstunden einen Weg, um Sektorengrenzen zu bewältigen. Die Lockerung des Fernbehandlungsverbotes und der Ausbau der Telematikinfrastruktur sind wichtige Schritte in die richtige Richtung. Jedoch ist die Fernbehandlung noch immer nicht flächendeckend in der Versorgungsrealität des Gesundheitswesens angekommen. In der

#SmartHealthSystems-Studie der Bertelsmann Stiftung bezüglich der „Gestaltung des digitalen Wandels in der Gesundheit" (vgl. Bertelsmann Stiftung 2018) belegt Deutschland im internationalen Vergleich nur Platz 16 von 17. Dieses Ergebnis zeigt, dass die Bundesrepublik rückständig ist, trotz hohem Innovationspotenzial. Es existieren bereits viele erfolgreiche telemedizinische Pilotprojekte, welche auch in ländlichen Regionen fest integriert sind. Als problematisch für die allgemeine Einführung der Telemedizin kristallisiert sich unter anderem die Vergütung der Ärzte heraus. Wirtschaftlich ist die Nutzung von kostenpflichtigen Videodienstanbietern noch nicht, da Ärzte im Quartal maximal nur 47 Sprechstunden durchführen dürfen.

Damit telekonsultatorische Modelle über die Projektphase hinaus bestehen können, bedarf es eines einheitlichen Finanzierungssystems. „Trotz zahlreicher Projekte, Förderungen und Initiativen mit hohen Investitionen in diesem Bereich ist es bis jetzt nicht gelungen, ein landesweites engmaschiges und digital unterstütztes Versorgungsnetzwerk aufzubauen" (aerzteblatt.de 2020). Dies berichtete Lars Andre Ehm, Leitender Ministerialrat im Ministerium für Arbeit, Gesundheit und Soziales des Landes Nordrhein-Westfalen. Hier ist es an der Versorgungspolitik gelegen, die Innovations-Fonds der Projekte unumgänglich in die Regelversorgung zu integrieren.

Grundsätzlich kann die Telekonsultation eine Lösung für die zukunftssichere Versorgung des deutschen Gesundheitswesens darstellen, wenn es zu einer einheitlichen Einführung der ausschließlichen Fernbehandlung und eines Finanzierungssystems für telemedizinische Anwendungen kommt. Besonders im Kampf gegen den Ärztemangel kann die Telekonsultation Abhilfe verschaffen. Primär profitiert die hausärztliche Betreuung in ländlichen Regionen von dem Einsatz der Videosprechstunde. Mediziner können mit Hilfe der Online-Sprechstunde ausschließlich aus der Praxis arbeiten und sich Termine effizienter einteilen. Damit kann der Bewältigung des wachsenden Versorgungsbedarfs präventiv entgegengewirkt werden. Jedoch reicht der Einsatz von telemedizinischen Anwendungsmöglichkeiten nicht aus, um den Ärztemangel vollständig abzufangen. Es gilt weitere Anreize bei der Studienplatzvergabe zu schaffen, unabhängig vom Abiturnotenschnitt.

Insbesondere multimorbide oder chronische Indikationen lassen sich via Telemonitoring und Telecoaching ganzheitlicher behandeln. Durch das digitale Einholen von Zweitmeinungen oder Expertenurteilen bietet die Telekonsultation eine qualitative Besserung der medizinischen Versorgung, vermindert Doppeluntersuchungen und dementsprechend vermeidbare doppelte finanzielle Belastungen des Systems.

Das volle Potenzial der Telekonsultation kann aufgrund von noch fehlenden Strukturen, Prozessen und Akzeptanz nicht vollkommen ausgeschöpft werden. Das BMG kündigte am 10. Nationalen Fachkongress für Telemedizin der Fachgesellschaft DGTelemed an, mehr Digitalisierung zu wagen und betitelt das Jahr 2020 als das „entscheidende Jahr für die Digitalisierung" (aerzteblatt.de 2020). Es bleibt abzuwarten, ob die Rahmenbedingungen für eine bundesweite Ausbreitung der Telekonsultation in den nächsten Jahren geschaffen werden.

Die Telekonsultation bietet eine Chance für die zukünftige Weiterentwicklung des deutschen Gesundheitssystem. Sie kann Probleme lindern, aber nicht komplett lösen.

7 Literaturverzeichnis

aerzteblatt.de (2019): Gematik stellt sich neu auf.
https://www.aerzteblatt.de/nachrichten/106466/Gematik-stellt-sich-neu-auf. Abfrage:
11.03.2020.

aerzteblatt.de (2020): Telemedizin: Ein Weg, um Sektorengrenzen zu überwinden.
https://www.aerzteblatt.de/nachrichten/108611/Telemedizin-Ein-Weg-um-
Sektorengrenzen-zu-ueberwinden. Abfrage: 16.03.2020.

APONEO (2020): E-REZEPT – WAS IST DAS?.
https://www.aponeo.de/informationen/service-und-hilfe/e-rezept/. Abfrage: 11.03.2020.

BÄK (2020): Telemedizin.
https://www.bundesaerztekammer.de/aerzte/telematiktelemedizin/telemedizin/.
Abfrage: 28.02.2020.

Bartmann, F., (2018): 6. Bayerische Tag der Telemedizin. Der Patient im Mittelpunkt –
gemeinschaftliche Betreuung ohne Gemeinschaftspraxis. S. 12. Erfurt.

Bertelsmann Stiftung (2018): Deutschland hinkt hinterher. https://www.bertelsmann-
stiftung.de/de/themen/aktuelle-meldungen/2018/november/digitale-gesundheit-
deutschland-hinkt-hinterher/. Abfrage: 16.03.2020.

BMG (2016): Glossar: Einheitlicher Bewertungsmaßstab – EBM.
https://www.bundesgesundheitsministerium.de/service/begriffe-von-a-z/e/einheitlicher-
bewertungsmassstab-ebm.html. Abfrage: 10.03.2020.

BMG (2019): Gestezes für mehr Sicherheit in der Arzneimittelversorgung (GSAV).
https://www.bundesgesundheitsministerium.de/gsav.html. Abfrage: 11.03.2020.

BMG (2020): Glossar: E-Health.
https://www.bundesgesundheitsministerium.de/service/begriffe-von-a-z/e/e-health.html.
Abfrage: 13.02.2020.

BMV-Ä (2019): Anlage 31b: Vereinbarung über die Anforderungen an die technischen Verfahren zur Videosprechstunde gemäß § 291g Absatz 4 SGB V vom 21. Oktober 2016 in der Fassung vom 30. September 2019. Berlin.

Braun, C. (2019): Warum es bei der Telemedizin hakt. https://www.tagesschau.de/inland/telemedizin-103.html. Abfrage: 13.03.2020.

BTA (2020): Telekonsultation. https://www.telemedallianz.de/themenfelder/vernetzung/telekonsultation/. Abfrage: 28.02.2020.

Deutsche Atemwegsliga e.V. (2018): Informationsblatt der deutschen Atemwegsliga e.V. COPD – Chronisch obstruktive Bronchitis und Lungenemphysem. Bad Lippspringe.

Eckhardt, A., Keel, A., Schönenberger, A., Buffon, F., Oberholzer, M. (2004): Studie des Zentrums für Technologiefolgen-Abschätzung – Telemedizin. Bern: TA-Swiss.

Feussner, H., Etter, M., Siewert, J. R. (1998): Leitthema 1: Telemedizin. Telekonsultation. In: Der Chirurg. Ausgabe 11/1998. S. 363 ff.

Fischer, A. (2010): Telediagnositk und Teletherapie im Schweizer Zentrum für Telemedizin – Möglichkeiten, Notwendigkeiten und Grenzen. Basel.

gematik (2020): Telematikinfrastruktur – das digitale Gesundheitsnetz für Deutschland. https://www.gematik.de/telematikinfrastruktur/. Abfrage: 28.02.2020.

Gerlinger, T. (2018): Baustelle Gesundheitssystem. Aktuelle Herausforderungen in der Gesundheitspolitik – Essay. https://www.bpb.de/apuz/270312/baustelle-gesundheitssystem-aktuelle-herausforderungen-in-der-gesundheitspolitik-essay. Abfrage: 19.03.2020.

GKV-Spitzenverband (2016): Telemedizin in der vertragsärztlichen Versorgung. Vorschläge der gesetzlichen Krankenkassen. Hg. v. GKV-Spitzenverband. Online verfügbar: https://www.gkv-

spitzenverband.de/media/dokumente/presse/publikationen/Positionspapier_Telemedizin
_03-2016.pdf. Abfrage: 28.02.2020.

GOÄ (2002): Gebührenordnung für Ärzte. Stand 01.01.2002. Online verfügbar:
https://www.aerztekammer-bw.de/10aerzte/42goae/index.html. Abfrage: 19.03.2020.

Götze, A., Ollnow, K. (2012): Telemedizin im modernen Gesundheitsmarkt.
Wissenschaftliche Schriftenreihe der Unternehmensgruppe Pflegewerk. Band 4. Berlin:
GRIN Verlag.

Hahn, E. (2019): Telemedizin – Das Recht der Fernbehandlung: Ein Überblick für Ärzte,
Zahnärzte, Psychotherapeuten, Heilpraktiker und Juristen. Wiesbaden: Springer.

Jörg, J. (2018): Digitalisierung in der Medizin – Wie Gesundheits-Apps, Telemedizin,
künstliche Intelligenz und Robotik das Gesundheitswesen revolutionieren. Berlin:
Springer.

KBV (2020): Videosprechstunde. https://www.kbv.de/html/videosprechstunde.php.
Abfrage: 11.03.2020.

Krüger-Brand, H. (2018): Fernbehandlung: Weg frei für die Telemedizin.
https://www.aerzteblatt.de/archiv/198076/Fernbehandlung-Weg-frei-fuer-die-
Telemedizin. Abfrage: 09.03.2020.

Lowdermilk, D. L., Perry, S. E., Cashion, M. C. (2010): Maternity Nursing. Maryland
Heights: Mosby.

Lux, T. (2017): E-Health – Begriff und Abgrenzung. S. 3 ff. In: Müller-Mielitz, S.
(Hrsg.), Lux, T. (Hrsg.), Henke, K.-D., Goldschmidt, J.W., von Eiff, M.C., von Eiff, W.,
Schlieter, H., Benedict, M., Burwitz, M., Merkel, S., Fischer, F., Becker, K., Moreno, B.,
Petri, M., Schepers, J., Semler, S., Dewenter, H., Thun, S., Reinat, L., Spyra, G., Scholz,
S., Roth, N., Strotbaum, V., Reiß, B., Lipprandt, M., Röhrig, R., Wöstmann, P., Kremers,
M., Augustin, U., Zippel-Schultz, B., Henschke, C., Steinbach, S., Helms, T.M., Mielitz,
S., Stammer, Y., Häber, A., Nitzsche, T., Kriegel, T., Erkens, E., Langguth, W., Uhl, M.,
Kraß, H.B., Schaper, A., Onken, M., Bohrer, K.-J., Engelmann, U., Schwind, F., Gärtner,
A., Nobis, S., Lehr, D., Ebert, D.D., Stein, M., May, B., Gäng, O., Köberlein-Neu, J.,

Icks, A., Kuypers, M., Heinze, O., Bergh, B., Jacke, C., Kamradt, M., Ose, D., Krisam, J., Szecesenyi, J., Salize, H.-J. (2017).

Mueller, T. (2004): Diplomarbeit - Telematik im Gesundheitswesen. Stuttgart.

Müller-Mielitz, S. (Hrsg.), Lux, T. (Hrsg.), Henke, K.-D., Goldschmidt, J. W., von Eiff, M. C., von Eiff, W., Schlieter, H., Benedict, M., Burwitz, M., Merkel, S., Fischer, F., Becker, K., Moreno, B., Petri, M., Schepers, J., Semler, S., Dewenter, H., Thun, S., Reinat, L., Spyra, G., Scholz, S., Roth, N., Strotbaum, V., Reiß, B., Lipprandt, M., Röhrig, R., Wöstmann, P., Kremers, M., Augustin, U., Zippel-Schultz, B., Henschke, C., Steinbach, S., Helms, T. M., Mielitz, S., Stammer, Y., Häber, A., Nitzsche, T., Kriegel, T., Erkens, E., Langguth, W., Uhl, M., Kraß, H. B., Schaper, A., Onken, M., Bohrer, K.-J., Engelmann, U., Schwind, F., Gärtner, A., Nobis, S., Lehr, D., Ebert, D. D., Stein, M., May, B., Gäng, O., Köberlein-Neu, J., Icks, A., Kuypers, M., Heinze, O., Bergh, B., Jacke, C., Kamradt, M., Ose, D., Krisam, J., Szecesenyi, J., Salize, H.-J. (2017): E-Health-Ökonomie. Wiesbaden: SpringerGabler.

Ratzel, R., Lippert, H-D., Prütting, J. (2018): Kommentar zur (Muster-)Berufsordnung für die in Deutschland tätigen Ärztinnen und Ärzte – MBO-Ä 1997. Auflage 7. Berlin.

Schönenberger, U., Bestetti, G., Koch, P. (2002): Telemedizinische Verfahren: Auf dem Weg zum Standard. Publikationstext im Auftrag des Schweizerischen Bundesamtes für Sozialversicherung. Bern: Novo Business Consultans.

Schultz, C. (Hrsg.), Helms, T. M. (Hrsg.), Budych, K., Carius-Düssel, C., Schultz, M., Dehm, J., Pelleter, J., Lie, S., Zippel-Schultz, B. (2013): Telemedizin – Wege zum Erfolg. Stuttgart: Springer.

Secer, S., von Bandemer, S. (2019): Research Report. Potenziale und Perspektiven der Telemedizin. In: Forschung aktuell. Ausgabe 03/2019. S. 8.

statista (2019): Wie lange haben Sie bei Ihrem letzten Arztbesuch gewartet, bis Ihre Behandlung/Beratung begonnen hat? https://de.statista.com/statistik/daten/studie/706895/umfrage/umfrage-zur-wartezeit-in-deutschen-arztpraxen-nach-krankenversicherung/. Abfrage: 13.03.2020.

Stiftung Gesundheitswissen (2019): Wird die Online-Sprechstunde bald Standard? https://www.stiftung-gesundheitswissen.de/gesundes-leben/patient-arzt/kommt-bald-die-online-sprechstunde. Abfrage: 16.03.2020.

Szecsenyi, J., Miksch, A., Baudendistel, I., Kamradt, M., Vach, W., Abteilung Allgemeinmedizin und Versorgungsforschung (2018): Praktisches Handbuch zur Qualitätssicherung in der Telemedizin. Publikationstext im Auftrag des Ministeriums für Wissenschaft und Kunst in Baden-Württemberg. Auflage 1. Heidelberg.

TeleClinic (2020): Gesundheits-Ratgeber – Online Krankschreibung & AU-Ratgeber. https://www.teleclinic.com/krankschreibung/. Abfrage: 11.03.2020.

Trill, R. (2018): eHealth-Anwendungen in der Übersicht. S. 50 ff. In: Trill, R. (Hrsg.), Bartmann, F., Riggert, W., Dierks, C., Kircher, P., Schultz, C., Zippel-Schultz, B., Heilmann, T., Blieske, P., Schmidt, T., Breitschwerdt, R., Baumann, T., Busch, K., Richter-Bethge, B., Schachinger, A., Pohl, A.-L., Melamed, R. J., Metsallik, J., Ross, P., Lehr, B.

Trill, R. (Hrsg.), Bartmann, F., Riggert, W., Dierks, C., Kircher, P., Schultz, C., Zippel-Schultz, B., Heilmann, T., Blieske, P., Schmidt, T., Breitschwerdt, R., Baumann, T., Busch, K., Richter-Bethge, B., Schachinger, A., Pohl, A.-L., Melamed, R. J., Metsallik, J., Ross, P., Lehr, B. (2018): Praxisbuch eHealth – Von der Idee zur Umsetzung. Auflage 2. Stuttgart: Kohlhammer.

WHO (2020): eHealth. https://www.who.int/ehealth/en/. Abfrage: 28.02.2020.

Wilms, A. (2017): Anforderungen an die Videosprechstunde. http://www.diabetologie-online.de:8091/a/endlich-verstaendlich-anforderungen-an-die-videosprechstunde-1854020. Abfrage: 22.03.2020

Wollschläger, J. (2020): Healthcare Barometer 2020. PwC. Düsseldorf.

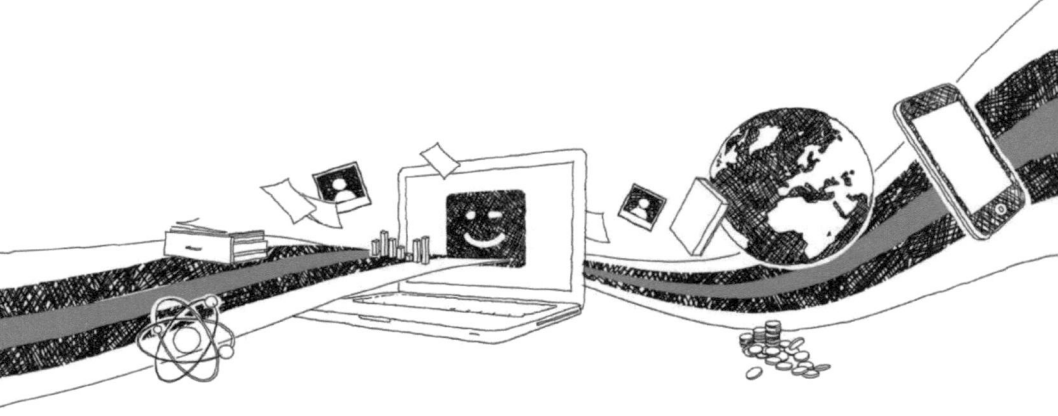